歯科「閉院」作法

明日、院長やめます。

歯科会計の橋本会計
公認会計士・税理士

橋本 守

はじめに

一番好きな仕事をやめることはできますか？

　院長をやめよう……、そう考えたときに振り返るのは、歯科医院を開業してからの数十年。患者さんやさまざまな取引先との関係の中で、いいこともあれば、大変なこともあったでしょう。

　そうした中、歯科医院を何十年も続けるには、かなりのモチベーションが必要だったはずです。借入金返済のため、結婚、子育て、住宅購入の資金のためといった個人的なものだけではないでしょう。困難なことも多い中、それでも続けられたのは、歯科診療という仕事が好きだからこそではありませんか？　そうでなければ続けられません！そして、そんな仕事を簡単にはやめられませんよ！

だから、皆さん悩んでいるのです。

　仕事に代わるものがあれば踏ん切りがつくかも
しれません。そこで、何か新しい趣味を家族と共
に、などと考えるものの、これまで仕事一筋だっ
たせいか、なかなかピンと来ない……。

　そんな方に一つ提案があります。

「明日、院長をやめるとしたら？」と自分自身に
問いかけてみてください。また、家族やスタッフ
など、信頼のおける方に話してみてください。そ
の瞬間から、何をすべきか、何が必要か、浮かん
でくるかもしれません。

　そんな気持ちになった方のために、一足先に自
ら立ち上げた橋本会計を承継させ、引退した私の
経験もふまえながら、引退準備のお話をしたくて
この本を書きました。

　それぞれの引退のかたちがあるので、すべてが

参考になるとは思いませんが、少しでもお役に立てれば幸いです。特に、開業時に拙著『安心開業ハンドブック』を愛読していただいた方には、ぜひハッピーリタイアメントを実現していただきたいと願っています。

公認会計士・税理士

橋本　守

目次

1章

明日、院長をやめます……13

1-1
やめる時期を決められるのは自分自身……14

1-2
やめる「明日」をいつにするか?……16

1-3
診療収入の状況はいかがですか?……18

▷ 資料
診療収入別平均データ……21

▷ 資料
年度別歯科医院業績推移……26

▷ 資料
開業年数別診療収入データ……28

Column
過去27年間の診療報酬の変化……30

Column
最低賃金と1回診療点数の推移……32

Column
開業25年後の診療所は?……36

1-4
オーナー院長とスタッフ医師の違い……38

1-5
承継歯科医師の気持ち……40

Column
引退後の暇な時間？……43

2章
引退を決める前に確認しておきたい重要事項……45

2-1
院長引退後の処遇、四つの選択肢……46
❖ケース1　治療は続けて医院経営は任せる……47
❖ケース2　別の医院で治療を続ける……47
❖ケース3　治療はやめて経営に専念する……48
❖ケース4　治療からも経営からも引退……49

2-2
引退後の生活資金はどうする？……50
❖年金見込額と退職金を確認……51
❖個人事業主の備え……52
❖医療法人の役員の備え……52

2-3
役員退職金プランの検討……55
❖掛金等の支払時の節税額の違い……55
❖受取時の節税額の違い……56

7

❖運用成績による違い……57
▷ 資料
役員退職積立プラン……58

2-4

引退までの設備更新の必要性……60
▷資料
医療機器データ……62

2-5

スタッフの退職金は準備していますか?……63
▷資料
スタッフ退職金準備方式……65

2-6

生命保険等の見直しは必要ありませんか?……67
❖相続税対策としての生命保険加入……67
❖火災保険は契約期間を確認……68

3章

承継医師、患者、スタッフ、家族へのフォロー〜「お疲れ様」といわれるために〜……71

3-1

ご家族は引退に賛成ですか?……72

❖個人事業の場合……72
❖医療法人の理事の場合……73

3-2

スタッフの心配ごとをご存じですか?……74

▷資料
人件費関係データ……77

3-3

親族歯科医師への承継はあるのか?……78

❖事前に承継者の診療方針の確認を……79

3-4

患者さんに引退をどう伝えるか……80

❖引退、廃業の場合……82
❖医院承継の場合……83

4章

診療所との別れ方……85

4-1

診療所はどうする……86

❖個人所有の場合……86
❖医療法人所有の場合……87
❖賃貸（テナント）の場合……87

4-2

医療機器の処分……88

- ❖購入機器の処分……89
- ❖リース機器の場合……89
- ▷資料
  診療収入別医療機器の状況……91

4-3

引退間際の設備投資……92

- ❖経費的に有利な方法を選択……93

5章

最後まで節税対策……95

5-1

いままでの節税対策の終わり方……96

- ❖退職所得控除を利用……97
- ▷資料
  開業中の節税対策事例……99

5-2

医療法人役員の退職時の節税対策……100

5-3

役員退職金規程作成上の留意点……102

- ❖役員退職金規程は、各医療法人固有のもの……102

❖役員退職金規程で定めた退職金でも税法上適法とは限らない……102
❖適用日を明確にしておくこと……103
▷資料
　役員退職金規程サンプル……104

5-4

個人事業の引退時の節税対策……108

5-5

退職所得となる収入の種類……110

5-6

引退後の相続対策の考え方……111

5-7

引退後の相続対策例……113

1．金融資産を非課税資産（相続税対象外資産）に転換
　　……113
2．所有不動産の評価方法の見直し……115

Column
土地価格の評価基準となる路線価とは？……116

11

1章

明日、院長をやめます

やめる時期を決められるのは自分自身

　会社員や公務員には定年があるので、仕事をいつ引退するかは自分自身の意思決定とは別のところで決められてしまいます。

　一方、個人事業主やオーナー経営者の場合は、引退は自分で自由に決められます。それだけに、いつやめるか悩む方も多いことでしょう。

　なんとなく、「年齢が70歳になったから」「腰の調子が悪いから」「老眼がひどいから」など、年齢や体の不調を理由に引退を考えることもあるでしょう。また、親や親族の看護など、ご自身以外の理由で引退を考えるケースもあります。

　ただ、開業からこれまでを振り返っても、そうした困難な状況はあったはずです。それらに向き合いながら、診療を続けてきた先生も多いのではないでしょうか。

さらに歯科医師の場合は、患者さんという強力な外部支援者（熱烈なファン）がいますから、患者さんから「先生、自分が生きている間は、治療をお願いします」などといわれてしまっては、簡単には引退できません。

すなわち、引退を決定づける理由がないのです。そうしたことから、「できるところまでやるか」と引退のことは後回しにしながら日々働く、というのが平均的な姿となっています。

ただ、引退に際しては、さまざまな手続きが必要になります。いつか必ず引退する日はやってくるのですから、理由はともかく引退の時期は自分で決定して、準備を始めなければなりません。

決断の際は、周囲から賛成や反対、いろいろなアドバイス（いいことも、悪いことも）はあるかもしれませんが、周囲の人が責任をとってくれるわけではありません。最終的に判断し、実行するのは自分自身なのです。

やめる「明日」を いつにするか？

　すべての準備が整ってから引退の日を決めるのか、引退の日を決めてから逆算して準備を始めるのか、やめる日の決め方は人それぞれです。

　私としては、ご自身の意思で決められる事柄、すなわち引退時期を決めてから、それに向けて準備することをお勧めします。

　これまで、私は数百人の先生方の歯科医院開業計画をお手伝いしてきました。そんな中で気になっていたのが、開業するという決断はできているものの、具体的な開業地が決まらないという方が多数いらっしゃったことです。

　開業候補地は無限にありますから、みればみるほど決められないというのです。そこで私が提案したのが、まず開業日を決めることでした。

　開業日を決めると、開業地選択に制約ができま

す。それで、ようやく気に入る物件を選択できたというケースが多々ありました。

　新規開業において、開業地の選択も重要ですが、もっと大切なのは、開業後の経営をどのようにするかということです。開業後の経営に目を向けることで、開業地の選択ができたのだと思います。

　開業日や開業地の決定と同様に、引退の日の決定も院長が決断する事柄です。院長のわがままな判断で決定して、宣言してみてはいかがでしょうか？　ゴールの時期を決めてしまうと、何をしたらいいかが見えてきます。

　その上で、何をどのように進めたらいいのかは、専門家からアドバイスを受けておきましょう。たとえば、税金対策であれば会計事務所、労務問題であれば社会保険労務士事務所、法律問題であれば弁護士事務所への相談が有効です。できれば、長いお付き合いのある事務所に相談してください。これまでの事業の状況をふまえた有益な提案、

アドバイスが受けられるはずです。

　アドバイスの中から、ご自身が決断した引退が周囲の皆様に受け入れられるものなのか、受け入れられないものなのかの確認もできることでしょう。

1-3 診療収入の状況はいかがですか？

　診療収入は開業から年数を重ねると減少するものなのか、自分が何歳くらいまでバリバリ働けるのか、気になりますよね。減少する時期がわかれば、引退時期の目安になるかもしれません。

　そこで参考までに、橋本会計のお客様について約30年間、毎年まとめていた診療収入データをみてみましょう（P.21～）。

　多くの場合、開業から3年で計画した診療収入（安定した診療収入）になり、その後は各診療所

の規模（ユニット数、スタッフ数）や自由診療の取り組みにより診療収入の規模が違ってきます。

歯科医院は、予約制と治療継続率の高さにより患者数が安定しており、結果、診療収入は安定または増加傾向となります。

にもかかわらず診療収入が減少する場合は、現状の診療規模が維持できなくなった場合や、自由診療の患者さんの治療が一巡したといった要因が考えられます。

このような状況になる前に、医療機器の更新やスタッフの補充、自由診療の患者数の増加対策をすることで、診療収入の維持、増加を図ることが必要です。「院長をやめる」と決めている場合も、まずは診療収入を維持することを前提に検討することが大事です。

保険収入については、レセプト件数、実日数の減少がないか確認してください。1日当たりの患者数の減少はないのにレセプト件数などが減少し

ている場合は、診療日数が以前よりも減少している場合があります。

　自由診療については、自費治療の患者層や患者数に変化がないか、中心となる自費治療の内容に変化がないかを確認しましょう。

　参考までに、次ページ以降で橋本会計のお客様データを紹介しますから、比較して、ご自身の診療収入がどのような状況にあるか確認してください。

　好調といえない場合は、その理由がスタッフ数や医療機器などの不足によるものなのか検討した上で、引退までにどのような対策が必要なのか考えてみてください。

▷資料 診療収入別平均データ

　次ページ以降は、橋本会計のお客様（新規開業を除く）の、2023年の歯科医院経営資料です。

①個人か医療法人かの平均データのもとでの人（歯科医師・スタッフ）、物（医療機器）の状況を確認してください。

②目標とする診療収入のもとで、平均データとの比較で診療所の規模を確認してください。

診療収入別平均データ

区分	200万円以下平均			200万円台平均			
項目	個人	法人	平均	個人	法人	平均	
歯科医師数(人)	1.1	1.0	1.1	1.1	1.1	1.1	
歯科衛生士数(人)	0.7	0.2	0.3	0.7	0.7	0.6	
歯科助手・受付数(人)	1.3	1.2	1.1	1.3	1.6	1.3	
歯科技工士数(人)	0.0	0.0	0.0	0.0	0.0	0.0	
ユニット台数(台)	2.6	3.0	2.4	2.6	3.1	2.6	
口腔外バキューム	63.6%	100.0%	46.2%	63.6%	77.8%	66.7%	
レーザー	30.3%	66.7%	19.2%	30.3%	44.4%	33.3%	
デジタルレントゲン	84.8%	66.7%	65.4%	84.8%	77.8%	83.3%	
CAD/CAM	3.0%	0.0%	3.8%	3.0%	11.1%	2.8%	
マイクロスコープ	6.1%	33.3%	11.5%	6.1%	11.1%	8.3%	
CT	12.1%	66.7%	23.1%	12.1%	44.4%	16.7%	
スキャナー	3.0%	0.0%	12.0%	3.0%	0.0%	2.8%	
診療日数(日)	20.1	17.6	19.5	20.1	22.7	19.9	
診療点数(点)	215,574	147,866	117,964	215,574	276,006	221,586	
レセプト件数(件)	189	79	102	189	210	173	
レセプト1件点数(点)	1,200	1,813	1,155	1,200	1,362	1,277	
実日数(日)	303	213	166	303	377	295	
1回点数(点)	745	814	711	745	775	751	
1日平均患者数(人)	15.1	11.4	8.5	15.1	16.8	14.8	
回数(回)	1.63	2.52	1.62	1.63	1.79	1.70	
自由診療(円)	274,447	826,529	278,746	274,447	915,916	320,454	
診療収入(円)	2,430,189	2,305,184	1,458,389	2,430,189	3,369,299	2,536,315	
新患人数(人)	10	8	7	10	12	9	
再初診人数(人)	56	5	38	56	61	52	
再診数(人)	123	66	57	123	138	112	
新患再初診比(倍)	8.34	1.87	5.72	8.34	6.67	5.47	
再診率	63.6%	82.2%	56.2%	63.6%	62.8%	64.6%	
ユニット当たり1日患者数(人)	6.0	4.1	3.5	6.0	5.2	5.6	
歯科医師1人当たり収入(円)	2,277,182	2,230,736	1,339,863	2,277,182	3,227,630	2,317,446	
自費率	11.0%	35.0%	19.1%	11.0%	30.0%	12.6%	
診療材料費率	8.0%	5.6%	7.6%	8.0%	6.1%	7.8%	
外注技工料費率	7.9%	5.4%	7.5%	7.9%	8.6%	7.8%	
事業利益率	31.7%	0.3%	15.8%	31.7%	32.4%	29.0%	

	300万円台平均			400万円台平均			500万円台平均		
	個人	法人	平均	個人	法人	平均	個人	法人	平均
	1.1	1.1	1.1	1.1	1.4	1.2	1.4	1.6	1.5
	0.9	0.7	0.8	1.3	1.5	1.4	2.0	1.0	1.6
	1.9	1.6	1.8	2.1	1.8	2.0	1.4	1.9	1.6
	0.1	0.0	0.0	0.0	0.2	0.1	0.0	0.5	0.2
	3.0	3.1	3.0	3.2	3.7	3.3	3.6	3.8	3.7
	75.0%	77.8%	75.9%	53.8%	66.7%	57.9%	83.3%	80.0%	81.8%
	30.0%	44.4%	34.5%	23.1%	33.3%	26.3%	33.3%	20.0%	27.3%
	80.0%	77.8%	79.3%	92.3%	83.3%	89.5%	91.7%	100.0%	95.5%
	5.0%	11.1%	6.9%	0.0%	0.0%	0.0%	16.7%	10.0%	13.6%
	30.0%	11.1%	24.1%	46.2%	33.3%	42.1%	33.3%	70.0%	50.0%
	50.0%	44.4%	48.3%	46.2%	16.7%	36.8%	75.0%	80.0%	77.3%
	15.0%	0.0%	10.3%	7.7%	0.0%	5.3%	25.0%	0.0%	13.6%
	21.0	22.7	21.5	21.8	22.1	21.9	20.8	24.0	22.3
	280,161	276,006	288,665	364,807	309,200	350,523	379,132	363,944	385,649
	238	210	228	323	247	293	304	306	302
	1,194	1,362	1,266	1,158	1,256	1,196	1,287	1,240	1,278
	385	377	382	481	379	447	470	521	494
	747	775	755	768	817	784	830	726	780
	18.5	16.8	17.8	22.2	17.5	20.5	22.8	21.8	22.1
	1.63	1.79	1.68	1.52	1.54	1.52	1.57	1.71	1.64
	716,673	915,916	778,507	1,078,333	1,235,874	1,128,083	1,847,523	1,938,402	1,888,831
	3,378,205	3,369,299	3,665,158	4,445,786	4,327,870	4,633,312	5,322,901	5,577,839	5,745,324
	13	12	13	17	15	17	23	35	29
	72	61	68	74	88	79	93	105	99
	153	138	147	232	144	198	188	160	175
	8.90	6.67	5.39	4.64	8.13	4.71	6.07	4.70	3.43
	63.6%	62.8%	64.4%	72.8%	56.9%	67.5%	65.2%	49.7%	57.8%
	6.4	5.2	5.9	7.1	5.3	6.2	6.2	5.6	6.0
	3,206,736	3,227,630	3,439,793	4,121,086	3,519,162	3,861,094	4,100,343	3,678,505	3,830,216
	21.4%	30.0%	21.2%	23.6%	27.7%	24.3%	34.3%	34.7%	32.9%
	7.0%	6.1%	6.7%	6.6%	6.9%	6.7%	7.2%	5.9%	6.6%
	8.2%	8.6%	8.2%	8.4%	10.6%	9.1%	10.0%	7.0%	8.6%
	27.0%	32.4%	28.5%	38.2%	5.5%	27.9%	27.4%	12.6%	20.8%

区分	600万円台平均			700万円台平均			
項目	個人	法人	平均	個人	法人	平均	
歯科医師数(人)	1.2	1.5	1.4	1.1	1.4	1.3	
歯科衛生士数(人)	1.8	1.4	1.6	2.6	2.1	2.3	
歯科助手・受付数(人)	1.9	2.0	1.9	2.3	2.2	2.2	
歯科技工士数(人)	0.0	0.0	0.0	0.0	0.1	0.0	
ユニット台数(台)	3.5	3.9	3.7	4.8	4.3	4.4	
口腔外バキューム	75.0%	100.0%	90.9%	100.0%	68.8%	79.2%	
レーザー	25.0%	28.6%	27.3%	50.0%	43.8%	45.8%	
デジタルレントゲン	100.0%	92.9%	95.5%	100.0%	100.0%	100.0%	
CAD/CAM	37.5%	14.3%	22.7%	25.0%	25.0%	25.0%	
マイクロスコープ	25.0%	50.0%	40.9%	62.5%	50.0%	54.2%	
CT	87.5%	64.3%	72.7%	62.5%	68.8%	66.7%	
スキャナー	25.0%	28.6%	27.3%	62.5%	31.3%	41.7%	
診療日数(日)	21.5	24.1	23.1	21.8	23.5	22.9	
診療点数(点)	421,193	345,595	382,935	522,856	479,488	496,024	
レセプト件数(件)	350	288	311	456	388	404	
レセプト1件点数(点)	1,228	1,218	1,232	1,220	1,218	1,227	
実日数(日)	529	466	489	644	632	636	
1回点数(点)	805	771	783	845	744	780	
1日平均患者数(人)	24.7	19.3	21.1	29.5	26.8	27.8	
回数(回)	1.52	1.60	1.57	1.46	1.64	1.57	
自由診療(円)	2,120,028	2,874,175	2,599,940	1,903,814	2,823,797	2,517,136	
診療収入(円)	6,331,956	6,330,126	6,429,287	7,132,373	7,318,994	7,477,373	
新患人数(人)	20	27	24	27	27	27	
再初診人数(人)	59	58	58	109	108	108	
再診数(人)	271	203	228	320	253	269	
新患再初診比(倍)	3.41	2.91	2.40	8.67	6.30	3.97	
再診率	77.9%	72.4%	73.4%	65.7%	65.2%	66.5%	
ユニット当たり1日患者数(人)	7.1	5.0	5.7	6.2	6.1	6.3	
歯科医師1人当たり収入(円)	5,379,731	4,747,837	4,622,363	6,807,645	5,862,453	5,751,826	
自費率	33.0%	45.4%	40.4%	26.2%	37.7%	33.7%	
診療材料費率	6.8%	7.0%	6.9%	7.2%	6.0%	6.4%	
外注技工料費率	9.0%	7.4%	8.0%	7.3%	7.8%	7.6%	
事業利益率	28.9%	22.4%	24.8%	29.6%	27.1%	27.7%	

800万円台平均			900万円台平均			1,000万円以上平均		
個人	法人	平均	個人	法人	平均	個人	法人	平均
1.5	1.3	1.4		1.6	1.6		2.6	2.6
3.3	2.0	2.4		2.3	2.3		3.2	3.2
2.2	2.2	2.2		2.2	2.2		4.0	4.0
0.2	0.0	0.1		0.0	0.0		0.1	0.1
4.4	4.3	4.3		4.1	4.1		5.9	5.9
80.0%	84.6%	83.3%		86.7%	86.7%		88.0%	88.0%
60.0%	30.8%	38.9%		46.7%	46.7%		62.0%	62.0%
100.0%	100.0%	100.0%		100.0%	100.0%		98.0%	98.0%
60.0%	0.0%	16.7%		13.3%	13.3%		16.0%	16.0%
20.0%	46.2%	38.9%		40.0%	40.0%		44.0%	44.0%
100.0%	76.9%	83.3%		73.3%	73.3%		84.0%	84.0%
80.0%	7.7%	27.8%		33.3%	40.0%		36.0%	36.0%
21.5	21.8	21.7		21.7	21.7		24.1	24.1
545,541	608,031	604,713		577,236	591,193		779,793	784,549
455	473	464		449	441		653	615
1,219	1,308	1,302		1,323	1,340		1,184	1,276
641	736	706		678	678		1,003	1,003
874	848	856		872	872		783	783
29.7	34.2	32.6		31.2	31.2		41.3	41.7
1.42	1.57	1.52		1.54	1.54		1.63	1.63
2,764,216	2,923,744	2,879,431		3,265,736	3,265,736		6,620,613	6,620,613
8,219,629	8,068,618	8,926,558		9,038,095	9,177,663		14,106,625	14,466,102
33	34	34		23	23		39	39
91	153	134		97	97		176	176
332	285	297		329	321		437	400
3.41	5.92	3.96		4.29	4.29		5.38	4.48
74.7%	59.3%	64.0%		72.5%	72.8%		67.0%	65.0%
7.2	7.6	7.5		8.3	7.7		7.0	7.1
6,148,347	6,639,197	6,505,184		6,191,655	5,618,977		6,645,149	5,611,366
33.6%	36.4%	32.3%		35.6%	35.6%		47.1%	45.8%
9.9%	5.3%	6.6%		7.4%	7.4%		8.0%	8.1%
6.8%	8.9%	8.3%		7.8%	7.8%		8.3%	8.2%
19.3%	28.5%	25.9%		28.5%	28.5%		22.7%	22.6%

データ：橋本会計調べ

▶資料 年度別歯科医院業績推移

　2001年から2023年までの単年の診療収入平均データの推移です。毎年開業年数が増えていく中での診療収入の推移となります。

　2001年から増加傾向が続いています。

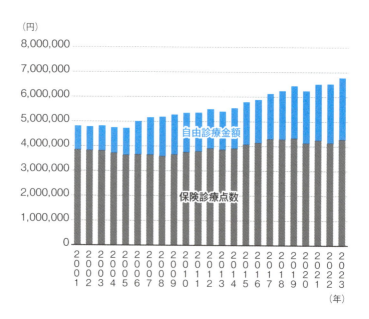

開業年 （年）	2001	2002	2003	2004	2005
保険診療点数 （円）	3,857,220	3,837,810	3,819,120	3,734,060	3,650,210
自由診療金額 （円）	964,955	967,129	1,015,002	1,033,720	1,095,455

開業年 （年）	2006	2007	2008	2009	2010
保険診療点数 （円）	3,668,910	3,656,560	3,603,800	3,671,560	3,770,060
自由診療金額 （円）	1,360,445	1,520,853	1,598,136	1,619,638	1,595,375

開業年 （年）	2011	2012	2013	2014	2015
保険診療点数 （円）	3,796,330	3,914,600	3,870,840	3,915,420	4,082,920
自由診療金額 （円）	1,576,071	1,599,090	1,555,867	1,643,925	1,723,712

開業年 （年）	2016	2017	2018	2019	2020
保険診療点数 （円）	4,147,420	4,307,630	4,294,340	4,336,620	4,142,770
自由診療金額 （円）	1,746,625	1,838,312	1,968,109	2,131,791	2,118,246

開業年 （年）	2021	2022	2023
保険診療点数 （円）	4,255,560	4,156,310	4,291,000
自由診療金額 （円）	2,283,768	2,395,410	2,504,999

データ：橋本会計調べ

▶資料 開業年数別診療収入データ

　2023年の開業年ごとの平均診療収入（実日数、自由診療収入）データです。

　データ上は、開業年数による実日数、自由診療の変化はみられません。

　また、開業年数が長いから診療収入が減少するとは、一概にいえないようです。

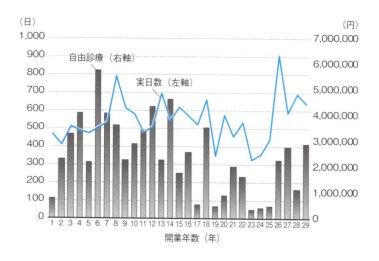

開業年数 （年）	1	2	3	4	5
実日数 （日）	471	413	513	489	476
自由診療 （円）	789,572	2,309,954	3,289,683	4,097,238	2,195,697

開業年数 （年）	6	7	8	9	10
実日数 （日）	506	535	791	616	583
自由診療 （円）	5,764,091	4,092,483	3,629,714	2,278,816	2,897,685

開業年数 （年）	11	12	13	14	15
実日数 （日）	481	512	697	549	620
自由診療 （円）	3,440,550	4,367,355	2,278,256	4,651,630	1,773,818

開業年数 （年）	16	17	18	19	20
実日数 （日）	571	524	661	351	577
自由診療 （円）	2,579,676	545,396	3,553,471	485,788	905,872

開業年数 （年）	21	22	23	24	25
実日数 （日）	457	536	328	357	442
自由診療 （円）	2,024,233	1,640,189	346,441	421,163	481,400

開業年数 （年）	26	27	28	29
実日数 （日）	910	589	692	640
自由診療 （円）	2,275,428	2,780,669	1,138,511	2,909,206

データ：橋本会計調べ

Column

過去27年間の診療報酬の変化

　保険診療の統計データ（社会医療診療行為別統計／厚生労働省）によると、27年前と比べて、1回当たりの保険診療点数は593点から807点へと136％増加しています。治療内容の変化や治療行為への配点の変化によるものです。患者数が同数であれば診療報酬は1.36倍になるはずです。

　しかし、橋本会計のお客様データをみても、保険診療収入は過去27年前の1.2倍程度です。

　保険診療収入のもう一つの要素である受診回数（月回数）は2.65回から1.59回と60％に減少しています。受診回数が4割も減少しているのは、歯科治療の機会が減少していることになるので、歯科疾患が減少していると考えると喜ばしいことです。ただ、保険診療収入の減少要因であることも現実です。

項目	1996年		2023年	増減率
1回 診療点数	593	▶	807	136.0%
月回数	2.65	▶	1.59	60.0%
レセプト 1件点数	1,572	▶	1,280	81.4%

出典：社会医療診療行為別統計（厚生労働省）

　1回診療点数の増加と月回数の減少の結果、レセプト1件点数は1,572点から1,280点と81.4％に減少しています。レセプト件数が27年間変化していなければ保険診療収入は約2割減少することになります。

　保険診療収入を維持・増加するには、レセプト件数を増やしていくことが重要なのです。

　新規開業以外の歯科医院の場合には、継続する患者さん（再診・再初診の患者）を維持することが重要であることを改めて感じる診療報酬の変化です。

Column

最低賃金と1回診療点数の推移

　34ページのグラフは、過去23年間の最低賃金（全国平均）と保険診療1回点数の推移を表したものです。最低賃金も1回点数も徐々に上がっているのがわかります。

　最低賃金とは、法で保障された賃金の最低額（時間給）で、大企業はもちろん、個人経営の事業所でも守らなくてはならない給与の基準値です。最低賃金は、ここ数年の政府による給与アップ目標の中、上昇幅が大きくなっています。最低賃金の上昇とともに、スタッフの給与水準も高くなってきました。政府は、最低賃金の目標を1,500円に設定していますから、歯科医院の給与水準も今後さらに上昇していくものと予想されます。

　一方、1回診療点数は、毎年厚生労働省から公表されている保険診療点数の平均データです。診療点数を実日数で除することで算定されるものです。

この１回診療点数に月回数（月平均来院数）を乗じたものがレセプト１回点数になります。

１回診療点数も最低賃金と同様に上昇していますが、個々の診療所で考えると１回診療点数が上昇しても必ずしも全体の診療点数が上昇するとは限りません。月回数は23年の間に１回減少しているからです。

また、１回診療点数は、主に診療報酬改定により平均的に上昇していますが、個々の診療所においては、診療報酬改定により上昇した診療行為による治療頻度が少ないと１回点数の上昇とはなりません。

最低賃金と１回診療点数はどちらも公的な基準によって決まり、直接的な関係はありませんが、収入の元になる１回診療点数、人件費の元になる最低賃金、両者のバランスを考えないと、歯科医院経営の利益を圧迫することになるのは確実です。

◎最低賃金（全国平均）と1回点数推移

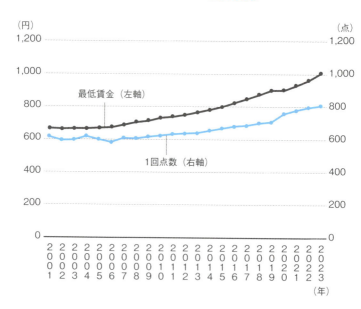

年度	2001	2002	2003	2004	2005
最低賃金（円）	664	663	664	665	668
1回点数（点）	615	593	596	618	599

年度	2006	2007	2008	2009	2010
最低賃金（円）	673	687	703	713	730
1回点数（点）	581	607	607	616	622

年度	2011	2012	2013	2014	2015
最低賃金（円）	737	749	764	780	798
1回点数（点）	631	637	639	654	667

年度	2016	2017	2018	2019	2020
最低賃金（円）	823	848	874	901	902
1回点数（点）	680	685	700	706	758

年度	2021	2022	2023
最低賃金（円）	930	961	1004
1回点数（点）	778	796	807

データ：厚生労働省資料より作成

Column

開業25年後の診療所は？

　橋本会計の医科・歯科のお客様について、開業25年間の変化をまとめてみました。2000年末に契約をいただいていた、医科のお客様（ドクター会計）30診療所、歯科のお客様（歯科会計）74診療所が対象です。

　ドクター会計のお客様は開業当時45歳から50歳が中心ですので、25年後は70歳から75歳。歯科会計のお客様は35歳から40歳が中心ですので、25年後は60歳から65歳になられています。

　年齢からして引退にはまだ早いので、継続中は個人事業から医療法人への転換が変化の中心です。開業時は個人事業でスタートしていますが、現状は約半分が医療法人化しています。

　引退に関係する変化として、廃業が11診療所（104診療所中）ありました。廃業理由はさまざまですが、高齢による廃業は少数です。

一方、承継は４診療所です。その承継者はすべて院長の関係者（診療所の勤務医師、友人医師など）であり、現在、医院承継として注目されているＭ＆Ａ方式の承継はまだありませんでした。診療所売却は、医療法人の一部の診療所を売却した事例が１診療所となっています。

診療所の変化の状況は開業30年以降から本格化してくるでしょう。

◎ 開業25年間の診療所の変化

理由	個人	医療法人	合計	歯科	医科	合計
廃業	9	2	11	8	3	11
承継	1	3	4	3	1	4
診療所売却	0	1	1	1	0	1
継続	41	47	88	62	26	88
合計	51	53	104	74	30	104

オーナー院長と スタッフ医師の違い

「なぜわからないんだろう」とスタッフ医師の仕事ぶりや日々の行動に疑問を感じたことはありませんか？ 医療の場合は、仕事に対する個人の責任が重いからこそ、仕事以外のことについても気付きが足りないと余計に感じるかもしれません。

スタッフ医師に何回注意しても直らなくても、その歯科医師が自分で独立開業すると、それなりに立派になるものです。そうした例をみるにつけ、普段の気付きのなさは生まれつきのものではないような気がします。

スタッフ医師からみると、オーナー（院長）は、皆が気付かないことを指摘する役目をもっている存在と無意識に感じている場合があります。極端にいうと、気付いていてもあえて何もやらない、気付かないスタッフに注意することを、オーナー

に譲っている状態です。

この点がオーナーとスタッフ医師の物事に対する姿勢の大きな違いです。

医院の規模が10人くらいなら、スタッフ医師を改善の担当責任者にしたり、あるいはもう少し大きな組織になったら仕事の一環として改善策をマニュアル化したりして改善を図ったりします。このような対策により、少しでもスタッフ医師の感覚をオーナーに近づけていきます。

院長をやめて、承継者に事業を託す場合も同様のことがいえます。形式的に事業を引き継いでも、スタッフ医師感覚のままだと前院長のような経営はできません。承継者自身がオーナー感覚を身に付けていく必要があります。

オーナーが引退して医院を継承させるということは、ご自身が医院の旗振りを承継者に渡すということです。承継者がオーナーになるということです。その気持ちと決断ができたときが、ご自身

の引退の日となります。

その決断の気持ちを、前もってしっかりと承継者に伝えておくこと。それが良い承継を実現する鍵となります。

 ## 承継歯科医師の気持ち

診療所を承継者に引き継ぐ場合、ご自身の心境と承継歯科医師の気持ちには、若干、違いがあります。

ご自身は、自分が立ち上げた診療所や長年通っていただいた患者さんを上手く引き継いでほしいという気持ちが強いことでしょう。

一方、引き継ぐ立場の歯科医師としては、先生ご自身が開業時に抱いていた気持ちと同様に、新規に開業するという気持ちが心のどこかにあるはずです。

承継歯科医師も、自分の診療スタイルでやってみたいのです。一方で、通常の新規開業と比較して、承継開業は経済的には恵まれていることも理解しています。特に、承継まもない1年くらいの間は、このことが前院長への遠慮となって表れる傾向があります。

患者さんが承継診療所で承継前の先生を「大先生（医療法人の場合は会長）」、承継した先生を「若先生」というように呼ばれているケースを見受けますが、両者の気持ちを患者側でくみ取っての対応です。

承継歯科医師が親族の場合、親である前院長への遠慮がある意味ないため、「俺の考えも聞いてくれ」と主張しやすく、また前院長からも子である承継院長へ「俺の患者さんの面倒をみてくれ」となり、親子げんかになって結果的に承継が上手くいかないケースも多々あります。親子関係であることで逆に承継を難しくしている面もあるので

す。

　承継院長が承継後しばらくして自分の診療スタイルで診療をし始めると、上記のような問題は解決される場合が多いようです。

　承継院長に自分の診療スタイルによる診療ができるまでの時間的余裕を与えてあげてください。そのことが、院長が運営してきた診療所の継続と患者さんへのよりよい診療につながります。

　その見極めができたときが、院長ご自身の真の引退時期となるのではないでしょうか？

Column

引退後の暇な時間？

　私の同業者（公認会計士・税理士）との近年の話題は、いつ、どのように仕事をやめるかということです。特に、私が引退を決めてからはその傾向が強くなりました。

　皆、同年代で職歴も経歴も近いものですから、「自分もそろそろ」と思うのは当然のことでしょう。その気持ちを思いとどまらせるのが、目の前の仕事、そして引退後の生活の心配です。

　引退してゆっくり暮らしたいと思う一方で、仕事をやめた後の時間をどのように過ごしたらいいのかとの心配も多くあがりました。

　確かに、一日中仕事に没頭してきた数十年の生活と比べると、仕事から開放された引退後の一日は長いものです。実際、私も引退当初は長い一日を何とか埋めようと、いままで手をつけたこともないようなことに挑戦したりしましたが、長続き

はせず、暇な毎日が続きました。こんなことなら仕事をしていたほうがよかった……などと思う始末です。

でもそんな日が続く中、引退前の時間割を埋めるのではなく、引退後の新しい時間割をつくればいいのではないかと思い至ったことで気持ちが変わりました。

暇な時間を謳歌しようと!

2章

引退を決める前に
確認しておきたい
重要事項

院長引退後の処遇、四つの選択肢

　院長をやめるのはいいけれど、その後はどうするのか？　誰しも心配することです。会社員や公務員のようにご自身の意向が働かない引退なら選択肢があまりないのでかえって楽かもしれません。一方、オーナー院長の引退の場合には、引退後もある程度の意向が通じるので検討の余地があります。また、そのことにより金銭的なこともからんできます。

　まずは、院長が引退後も歯科治療に従事するのか否か？　次に、医院（法人）に籍を置くのか否か？　この二つを決めてください。

区分	医院（法人）所属	医院（法人）外
歯科治療あり	ケース１ 院長は引退し、勤務医となる	ケース２ 院長は引退し、他の歯科医院で勤務
歯科治療なし	ケース３ 院長は引退し、事業主として関与	ケース４ 院長は引退し、医院からも籍を抜き完全引退

❖ケース１　治療は続けて医院経営は任せる

　患者さんからは大先生と呼ばれ、親族が後継者になるのが代表例です。個人事業の場合は、後継者の専従者となって給与支給を受けます。医療法人の場合には、理事長を引退して理事または勤務医として給与支給を受け、医院に所属することになります。

❖ケース２　別の医院で治療を続ける

　歯科治療は続けたいので、ご自身の医院は廃院（医療法人を解散）して、他の歯科医院で治療に携わるケースです。承継する親族や第三者がいな

い場合の対応になります。院長から第三者の医院での勤務医に転身するわけですが、年下の院長の下で勤務することになって、治療以外の人間関係で苦労する場合もあります。

❖ケース３　治療はやめて経営に専念する

　歯科治療に区切りをつけて、歯科医院経営に専念するのは、ケース１と同様に親族後継者がいる場合に多く見られます。特に院長自身が高齢であり、後継者への引き継ぎに時間を要する場合の選択肢になります。個人であれば、事業主のまま診療は承継者に託し、経営はご自身で行うことになります。医療法人であれば、治療の第一線からは離れても、役員としては継続できますので、外見的には引退前と変わらない状況です。給与等については、以前より減額することになるでしょう。

❖ケース4　治療からも経営からも引退

　歯科治療からも歯科医院経営からも完全に引退する方法です。M&Aなどにより第三者に医院を託すのがその一例です。医院とは関係がなくなりますので、引退後、歯科医院からの収入はなくなります。そのため、金銭面の準備ができているかどうかが重要になります。

　引退後の処遇からケースごとの対応をみましたが、どのケースにするか、選択の鍵となるのが承継者です。ご自身の患者さんのために歯科医院を継続するには、承継してくれる歯科医師が必要となります。

引退後の生活資金はどうする？

　引退後の生活資金について、どの程度準備できていれば安心かという話題がよく持ちあがります。「2,000万円」「1億円」など諸説ありますが、実際にいくら必要かは個々の状況により大きく異なります。

　特に一般の会社員は退職時期が決まっており、それまでに得られる給与収入にも限界があるため、そのような議論が起きやすいのでしょう。

　とはいえ、多くの会社員は、会社からの退職金や生涯にわたる厚生年金収入が保障されていて、積極的な対策をしなくても老後はなんとかなるという面もあります。

　一方、歯科医師の場合、個人事業であれ、医療法人の役員であれ、30年以上働いていれば、一般の会社員とは比較にならないくらいの収入を得

ているはずです。よって、引退時に蓄積された生活資金も一般の会社員よりは多く見込めます。

ただし、個人事業の場合には、厚生年金に加入しないため、年金収入が少なく、事業からの退職金もありません。これをカバーするような備えを現役時代から十分に用意しているか否かが重要になります。

❖年金見込額と退職金を確認

引退後の生活資金を考える際は、まずはどのように退職金の準備をしているか、引退後の収入として受給可能な年金額がどのくらいあるかを確認することが必要です。公的年金の見込額は、日本年金機構から郵送される「ねんきん定期便」や、「ねんきんネット」で確認できます。

退職金、年金収入は、あらかじめ準備してこそ得られるものです。引退が迫ってきたタイミングで準備したのでは限界があります。

❖個人事業主の備え

前述のとおり、ずっと個人事業主であった場合は、国民年金保険料を納める以外に特に何の準備もしていなければ、もらえる年金は国民年金（老齢基礎年金）のみとなります。この場合、満額でも年額80万円ほど。いささか心もとない金額です。

退職金もありませんから、開業中に得られる所得の中から意識的に蓄積・運用していく必要があります。

引退後の生活資金を準備する方法としては、歯科医師国民年金基金、iDeCo（個人型確定拠出年金）、小規模企業共済など、税制優遇があるものがお勧めです。

❖医療法人の役員の備え

医療法人の役員は、退職金については一般の会社員と同様に医療法人から支給される退職金が中

心となります。ただし、一般の会社員の退職金が会社の制度として運用されるのに対して、医療法人の役員の場合は、自己の医療法人であるため、役員としての自分が意識して準備する必要があります。

医療法人であっても、退職金は医療法人の利益から蓄積していきます。利益が高い時期（診療収入が大きい時期）に医療法人の経費として処理できる方法で蓄積していくことが効果的です。

具体的には、医療法人契約の保険料を活用しての役員保険プランや、医療法人で確定給付年金に加入しての企業年金プランの活用があります。

役員保険プランは、保険料の一部が医療法人で経費処理できるため、保険料支払時の医療法人の税金を軽減しながら将来の退職資金を蓄積できるところにメリットがあります。

企業年金プランは、役員報酬の一部を確定拠出年金の掛金として処理することで、役員報酬に対

しての高額所得税負担を軽減します。同時に、確定拠出年金の掛金が医療法人の経費となり、法人税の軽減となるところにメリットがあります。

いずれのプランも退職時に受給することで課税上は退職金として税率が軽減されます。

医療法人の役員が、引退後の収入を確保する手段としては、引退前から加入していたiDeCoの年金受取が中心となります。なお、2022年から企業年金加入者もiDeCoを併用できるようになりました。

税制上の軽減は少なくなりますが、個人加入の年金保険も長期運用というメリットがありますので、個人資産運用のメニューに入れてもいいでしょう。

役員退職金プランの検討

　開業中に準備する各役員退職金プランを検討する際は、節税額はもちろん、どの時点で節税効果が発生するかにも注目しましょう。

　節税効果はその税目により異なります。医療法人で節税効果を認識する場合には法人税率により、個人で節税効果を認識する場合には所得税率により、節税額が異なってきます。

　それに加えて、外部積立の運用成績により役員退職金として受け取る金額も異なります。

　役員退職金プランとして、４割損金定期保険、確定給付年金、定期預金を比較検討してみます。

❖ 掛金等の支払時の節税額の違い

　４割損金定期保険と確定給付年金は、その掛金支払時に節税効果が生じます。一方、定期預金は、

積立時の節税効果はありません。

　掛金支払時の節税効果は、支払うべき税金（法人税、源泉所得税）が掛金の支払いにより経費処理され、そのことで税金が減少するというものです。よって、その節税効果を退職時の入金のプラスとするためには、毎年の節税額を別途蓄積しておくことが必要です。

❖受取時の節税額の違い

　法人受取の場合（４割損金定期保険、定期預金）には、退職金という大きな経費が発生することにより、退職年に節税効果が生じます。

　ただし、退職年の損失を打ち消す利益がない場合や、退職年で医療法人を解散する場合には、その節税効果を生かせないことがあります。その際は、退職金の支給が見込まれる配偶者や子など関係者の退職時期に合わせて、段階的に保険を解約することで節税効果を生かすことを検討してくだ

さい。

❖運用成績による違い

4割損金定期保険は、契約段階で解約返戻金の額が決まっているので、運用成績による変動はありません（有配当の場合には変動あり）。

定期預金は金利により、確定給付年金は若干の運用益により、受取額が異なります。

▶資料 役員退職積立プラン

積立金額　　　月30万円
退職金想定額　1億2,600万円

項目	役員保険プラン	
積立商品	4割損金定期保険	
加入要件者	医療法人	
対象者	役員・従業員	
設定プラン	4割損金適合	
設定金額	保険設計表による	
満期・解約時期	医療法人の決定	
積立金支払者	医療法人	
積立時の節税額等	積立年の医療法人の法人税軽減	
積立終了時の受取者・受取内容	医療法人・保険解約返戻金	
受取時の節税等	解約返戻金の内積累計額が収入計上 役員退職金支出	
役員個人の積立金受取方法	医療法人からの退職金	
積立時の節税額	医療法人での4割損金	
年間積立額額	360万円	
終了時受取額	1億118万円	
受取時の節税等	退職金課税	
上記以外の節税額等	積立時の損金額の法人税軽減	
節税額	損金累計1億5,082万円に対して の法人税軽減	

定期預金プラン	企業年金プラン
定期預金	確定給付年金
医療法人	医療法人
医療法人	役員・従業員
無	厚生年金加入者
無	給与月額の20%限度
医療法人の決定	対象者の退職
医療法人	役員
無	役員給与減額年の源泉税所得税軽減
医療法人・定期預金解約金	役員・退職金
役員退職金支出	無
医療法人からの退職金	企業年金からの退職金
運用益	個人所得税軽減
360万円	360万円
1億2,600万円	1億2,600万円
退職金課税	退職金課税
退職金支払時に一括損金計上	積立時の源泉所得税軽減
退職金1億2,600万円一括損金に対しての法人税軽減額	累計役員給与減額1億2,600万円の累計源泉税所得税軽減

引退までの設備更新の必要性

　医療機器については、ご自身の診療期間中に数度の更新や新規医療機器の導入があると思います。実際の耐用年数を考慮しても、新規開業時の設備投資と同様の金額が数回必要となるかもしれません。

　それゆえ引退時期を考えるとき、現状の設備があと何年使えるか、新たな医療機器の導入が必要かという見極めは重要です。

　引退後は廃業するのか、承継させるのかによっても、引退直前の設備投資の判断は異なってきます。この判断ができず、引退時期が確定できないというケースもままあります。

　判断がつかないときは、保険診療の維持か、自由診療の維持かといった、診療所運営に大きな影響がある診療収入との関係で考えたらいかがで

しょうか？　現状の設備で診療収入を維持するのが難しくなった場合は、設備投資を実行してください。

　ただし、引退時の医療機器にかかわる処分費用の資金負担が少ないような取得方法（購入かリースか）、廃棄費用などを考慮しましょう。

▶資料 医療機器データ

診療収入区分	区分	ユニット台数（台）	口腔外バキューム	レーザー	デジタルレントゲン	CAD/CAM	マイクロスコープ	ＣＴ	スキャナー
200万円以下平均	個人	2.6	63.6%	30.3%	84.8%	3.0%	6.1%	12.1%	3.0%
	法人	3.0	100.0%	66.7%	66.7%	0.0%	33.3%	66.7%	0.0%
	平均	2.4	46.2%	19.2%	65.4%	3.8%	11.5%	23.1%	12.0%
200万円台平均	個人	2.6	63.6%	30.3%	84.8%	3.0%	6.1%	12.1%	3.0%
	法人	3.1	77.8%	44.4%	77.8%	11.1%	11.1%	44.4%	0.0%
	平均	2.6	66.7%	33.3%	83.3%	2.8%	8.3%	16.7%	2.8%
300万円台平均	個人	3.0	75.0%	30.0%	80.0%	5.0%	30.0%	50.0%	15.0%
	法人	3.1	77.8%	44.4%	77.8%	11.1%	11.1%	44.4%	0.0%
	平均	3.0	75.9%	34.5%	79.3%	6.9%	24.1%	48.3%	10.3%
400万円台平均	個人	3.2	53.8%	23.1%	92.3%	0.0%	46.2%	46.2%	7.7%
	法人	3.7	66.7%	33.3%	83.3%	0.0%	33.3%	16.7%	0.0%
	平均	3.3	57.9%	26.3%	89.5%	0.0%	42.1%	36.8%	5.3%
500万円台平均	個人	3.6	83.3%	33.3%	91.7%	16.7%	33.3%	75.0%	25.0%
	法人	3.8	80.0%	20.0%	100.0%	10.0%	70.0%	80.0%	0.0%
	平均	3.7	81.8%	27.3%	95.5%	13.6%	50.0%	77.3%	13.6%
600万円台平均	個人	3.5	75.0%	25.0%	100.0%	37.5%	25.0%	87.5%	25.0%
	法人	3.9	100.0%	28.6%	92.9%	14.3%	50.0%	64.3%	28.6%
	平均	3.7	90.9%	27.3%	95.5%	22.7%	40.9%	72.7%	27.3%
700万円台平均	個人	4.8	100.0%	50.0%	100.0%	25.0%	62.5%	62.5%	62.5%
	法人	4.3	68.8%	43.8%	100.0%	25.0%	50.0%	68.8%	31.3%
	平均	4.4	79.2%	45.8%	100.0%	25.0%	54.2%	66.7%	41.7%
800万円台平均	個人	4.4	80.0%	60.0%	100.0%	60.0%	20.0%	100.0%	80.0%
	法人	4.3	84.6%	30.8%	100.0%	0.0%	46.2%	76.9%	7.7%
	平均	4.3	83.3%	38.9%	100.0%	16.7%	38.9%	83.3%	27.8%
900万円台平均	個人								
	法人	4.1	86.7%	46.7%	100.0%	13.3%	40.0%	73.3%	33.3%
	平均	4.1	86.7%	46.7%	100.0%	13.3%	40.0%	73.3%	40.0%
1,000万円以上平均	個人								
	法人	5.9	88.0%	62.0%	98.0%	16.0%	44.0%	84.0%	36.0%
	平均	5.9	88.0%	62.0%	98.0%	16.0%	44.0%	84.0%	36.0%

注1　診療収入は保険診療と自費診療の月平均金額
注2　ユニット台数は、診療収入別歯科診療所当たりの平均ユニット台数
注3　導入率の％は、診療収入別歯科診療所当たりの医療機器導入有の比率
データ：橋本会計調べ

郵便はがき

113-8790

料金受取人払郵便

本郷局
承認

6816

差出有効期間
2027年7月
31日まで
切手不要

(受取人)
東京都文京区本郷2-27-17
　　　　　ICNビル3F
㈱デンタルダイヤモンド社
　　　　　愛読者係 行

フリガナ お名前		年齢　　歳
ご住所	〒　　－ ☎　　－　　－	
ご職業	1.歯科医師(開業・勤務)医院名(　　　　　　　　　) 2.研究者　研究機関名(　　　　　　　　　　　　) 3.学生　在校名(　　　　　　　) 4.歯科技工士 5.歯科衛生士　6.歯科企業(　　　　　　　　　)	

取得した個人情報は、弊社出版物の企画の参考と出版情報のご案内のみに
利用させていただきます。

愛読者カード

歯科「閉院」作法
明日、院長やめます。

〔書　名〕

●本書の発行を何でお知りになりましたか
1．広告(新聞・雑誌) 紙(誌) 名(　　　　　　　　　) 2．DM
3．歯科商店の紹介　4．小社パンフレットなど
5．小社ホームページ　6．その他(　　　　　　　　)

●ご購入先
1．歯科商店　2．書店・大学売店
3．その他(　　　　　　　　)

●ご購読の定期雑誌
1．デンタルダイヤモンド　2．歯界展望　3．日本歯科評論
4．ザ・クインテッセンス　5．その他(　　　　　　　　)

●本書へのご意見、ご感想をお聞かせください

●今後、どのような内容の出版を希望しますか
(執筆して欲しい著者名も記してください)

新刊情報のメールマガジン配信を希望の方は下記「□」にチェックの上、
メールアドレスをご記入ください。
　　　　　　□希望する　　　　□希望しない

E-mail:

| 編 | 業 |

スタッフの退職金は準備していますか？

　スタッフの退職金が準備できなくてご自身の引退時期を決められない……ということがないよう、事前に対応が必要です。

　第一に、スタッフを雇用するときに就業規則などで退職金の有無を明確にしておきましょう。常勤スタッフについては、勤務３年以上から退職金支給、以後１年につき基本給１か月もしくは0.5か月の退職金を支給している例が多くみられます。

　退職金の規程がないのに慣例から過去にスタッフに退職金を支給している場合は、他のスタッフがそのことを知っていて、そのつもりで勤務しているケースが多いです。過去のスタッフの退職時のことを確認して、再検討してください。

　第二に、退職金ありとした場合には、事前に積

み立てておくことをお勧めします。スタッフの退職時点で準備することも可能でしょうが、引退時のスタッフへの退職金は対象人数、金額も通常より大きくなる可能性があるので、準備しておくに越したことはありません。

スタッフの退職金の準備には、支払金額が全額経費処理となる中小企業退職金共済などの外部積立を利用するとよいでしょう。

第三に、退職金規程によりスタッフの個々の退職金額を算定できるようにしてください。廃業の場合でも、承継の場合でも必要になります。

また、承継時にスタッフを継続雇用する契約の場合は、その時点で打ち切りの退職金の支給をするか、必要額を承継医院との間で債務認識するかということにも関係してきます。重要な引き継ぎの条件になりますから、その意味でも退職金の算定方法を準備しておくことは必要です。

▷資料 スタッフ退職金準備方式

準備方式	中小企業退職金共済	確定給付企業年金（規約型・基金型）	確定拠出年金（企業型）
対象者	スタッフ	厚生年金適用法人のスタッフ	厚生年金適用法人の60歳未満のスタッフ
掛金負担者（税制）	全額事業主負担（全額損金）	全額事業主負担（一部加入者負担も可）（全額損金）	全額事業主負担（全額損金）
掛金運用先	勤労者退職金共済機構	信託会社、生保会社等	信託会社、生保会社等（運用指示は加入者）
退職金額	各人の掛金、加入月数により算定される	各人の掛金、加入月数により算定される	各人の掛金の運用実績により算定される
支払時期	退職時	規約規定の年齢	60歳
支払種類（税制）	一時金（退職所得）分割（公的年金控除・雑所得）	一時金（退職所得）年金（公的年金控除・雑所得）	一時金（退職所得）年金（公的年金控除・雑所得）

　スタッフの退職金準備としては、中小企業退職金共済が基本になるでしょう。その上で、医療法人化

後に確定給付企業年金や確定拠出年金の検討をしてください。

中小企業退職金共済の掛金については、退職金規程との整合性がとれるように加入時の確認をすることと、ある程度の年数経過後に退職年齢での退職金を試算して現状の掛金の見直しをしてください。

退職金試算に対する掛金の積立割合は８割程度にして、残りは退職年度の支払いとすればいいでしょう。

中小企業退職金共済の退職時の支払いは、スタッフに直接支払われるので、退職理由による退職金の減額等に対応するためには掛金額に余裕をもってください。

生命保険等の見直しは必要ありませんか？

　開業中は、退職金準備や、もしもの場合の保障として、各種の生命保険に加入しています。特に事業上のリスクヘッジを考えて、保障金額も高額になりがちです。

　引退後は、事業上のリスクヘッジ部分は減少、あるいは不要になります。個人的なリスクヘッジに重点を置いて、保障を再検討しましょう。

　個人的なリスクを検討すると、死亡リスクから生存リスクに重点が移ることとなるでしょう。入院にかかわる医療保険、介護にかかわる介護保険の追加を検討してください。

❖相続税対策としての生命保険加入

　また、本来の生命保険の加入とは目的が異なりますが、相続対策としての生命保険も考慮に入れ

てください。相続税上、生命保険の保険金の受け取りについては相続人１人当たり500万円の控除があります。妻と子２人の場合は、1,500万円までは生命保険の受け取りが非課税となります。非課税の範囲までは一時払い終身保険などに加入することをお勧めします。

❖火災保険は契約期間を確認

　損害保険関係については、開業中は火災保険と歯科医師賠償保険が中心となるでしょう。火災保険については、所有不動産への付保状況の確認をしてください。特に加入期間については、開業期間を中心にしている場合がありますので、契約期間満了になっていないかご確認ください。

　歯科医師賠償保険については、保険事故請求時期により支払いが決まります。加入時の契約が損害賠償請求期間延長担保追加条項があるか確認してください。この追加条項があれば、保険解約後

5〜10年くらいの請求事故についての補償があります。

3章

承継医師、患者、スタッフ、家族へのフォロー
～「お疲れ様」といわれるために～

ご家族は引退に賛成ですか？

　ご家族、とりわけ長年連れ添って、家庭面だけでなく歯科医院事業面でも専従者・理事などとしてバックアップしていた奥様は、院長の引退についてどのようにお考えでしょうか？

　院長ご自身とは違い、奥様なりのお考えがあると思います。そのような人生のパートナーである奥様に、引退に賛成していただけることが、次のステージへ進む前提になります。

　奥様をはじめ医院を支えてきてくれた家族には、しっかりとした説明と、金銭的なねぎらいを用意しておきたいところです。

❖**個人事業の場合**

　家族が歯科医院事業に関わっている場合、個人事業においては、専従者（青色専従者給与の支給

あり）の給与、賞与は届出の範囲で個人事業の必要経費となります。しかし、退職金については、院長ご自身と同様に、必要経費とはなりません。親族以外のスタッフの退職金が必要経費となることを考えると残念ですが、これは税法上の決まりごとです。

専従者であった家族の退職金の準備としては、個人で小規模企業共済への加入や確定拠出年金への加入準備が必要です。開業時からご自身の加入とともに準備することをお勧めします。

❖医療法人の理事の場合

医療法人の役員については、適正額の退職金であれば医療法人の経費となります。

そこで、奥様が医療法人の役員になられたときから退職金支給の原資の準備をお勧めします。

お勧めの方法は、支出額の一部が医療法人の経費処理となる保険に加入することです。支出時は

医療法人の経費処理とし、退職時に解約して退職金となる役員保険プランが一般的です。

この場合、退職時の保険の解約返戻金は収入として課税対象となります。同時に退職金という経費の計上もできます。解約返戻金と退職金とのバランスを事前に検討してください。

ご自身の引退に際して、奥様にも経済的な変化があるということです。

スタッフの心配ごとをご存じですか？

院長が高齢になるにつれて、スタッフも「先生のもとであと何年働けるだろうか？」と心配するようになります。特に、開業時からのスタッフや高齢のスタッフにその傾向が強いと思います。

スタッフの生活も診療所に勤務していることにより成り立っているわけですから、当然のことか

もしれません。

ですから、ご自身の引退の時期が決まったら、半年から1年くらいの余裕をもって、前もって引退時のスタッフの処遇を伝える必要があります。スタッフの処遇が決まらないうちに引退だけを伝えてしまうとスタッフが困惑しますので、注意してください。

第一に伝えるべきことは、院長の引退により診療所がどうなるかということです。

承継者が継続するのか、廃業となるのか。継続となる場合でも、スタッフを承継者が継続雇用するかが問題ですから、その点を明確に伝えるといいでしょう。

第二は、スタッフへの退職金の支給についてです。退職金は各診療所の規程により定めるものですから、ない場合もあります。給与規程などを事前に確認して、スタッフに伝えてください。

第三は、引退までの期間、スタッフがいつまで

勤務するかの確認です。引退を伝えたときから、スタッフの退職が始まる可能性があります。廃院にせよ承継継続にせよ、引退までは診療をすることになりますから、スタッフの継続勤務をお願いしたいところです。

　最後まで勤務してもらうためにも、診療所の継続の有無とスタッフの処遇をどうするかを明確にすることは重要です。

3章

承継医師、患者、スタッフ、家族へのフォロー〜「お疲れ様」といわれるために〜

▷資料　人件費関係データ

単位：円／月平均

診療収入区分	区分	歯科医師数（人）	歯科衛生士数（人）	歯科助手受付件数（人）	歯科技工士数（人）	人員合計（人）	役員報酬	専従者給与	給料賃金	法定福利費	福利厚生費	旅費交通費	人員関係費	診療収入合計	人員関係費割合
200万円以下平均	個人	1.1	0.7	1.3	0.0	3.0	0	286,370	432,560	15,433	29,026	39,701	803,090	2,503,298	32.1%
	法人	1.0	0.2	1.2	0.0	2.5	683,333	0	572,896	98,695	79,915	86,685	1,521,525	2,322,519	65.5%
	平均	1.1	0.3	1.1	0.0	2.5	17,308	52,096	219,931	360	7,938	24,070	321,703	1,445,538	22.3%
200万円台平均	個人	1.1	0.7	1.3	0.0	3.0	0	286,370	432,560	15,433	29,026	39,701	803,090	2,503,298	32.1%
	法人	1.1	0.6	1.6	0.0	3.4	846,310	0	615,471	142,473	25,881	46,113	1,676,248	3,781,455	44.3%
	平均	1.1	0.6	1.3	0.0	3.0	37,963	71,593	454,254	22,372	33,266	43,616	653,064	2,488,233	26.2%
300万円台平均	個人	1.1	0.9	1.9	0.1	3.9	0	318,346	719,632	33,714	16,944	55,135	1,143,771	3,480,005	32.9%
	法人	1.1	0.7	1.6	0.0	3.4	846,310	0	615,471	142,473	25,881	46,113	1,676,248	3,781,455	44.3%
	平均	1.1	0.8	1.8	0.0	3.8	204,282	109,774	687,306	67,467	19,718	52,335	1,140,882	3,573,558	31.9%
400万円台平均	個人	1.4	1.3	2.1	0.0	4.5	0	387,685	708,999	34,136	33,028	70,287	1,234,136	4,522,631	27.3%
	法人	1.4	1.5	1.8	0.2	4.9	1,199,500	0	1,177,459	222,835	28,350	116,858	2,745,003	4,364,990	62.9%
	平均	1.2	1.4	2.0	0.1	4.6	252,526	183,640	856,934	93,725	31,551	84,994	1,503,371	4,472,850	33.6%
500万円台平均	個人	1.4	2.0	1.4	0.0	4.8	0	658,333	1,042,955	108,312	35,918	79,410	1,924,929	5,474,423	35.2%
	法人	1.6	1.0	1.9	0.5	5.0	1,617,500	0	1,831,301	210,575	28,868	92,949	3,781,193	5,580,856	67.8%
	平均	1.5	1.6	1.6	0.2	4.9	294,091	209,470	1,401,294	154,796	32,713	85,564	2,177,928	5,522,802	39.4%
600万円台平均	個人	1.2	1.8	1.9	0.0	4.9	0	494,736	1,382,896	136,593	32,292	70,742	2,201,907	6,517,993	33.8%
	法人	1.5	1.4	2.0	0.0	4.9	1,740,731	0	1,716,081	289,806	40,013	89,147	3,849,652	6,475,715	59.4%
	平均	1.4	1.6	1.9	0.0	4.9	632,993	134,928	1,594,923	234,092	38,914	93,803	2,730,751	6,491,089	42.1%
700万円台平均	個人	1.4	1.6	2.3	0.1	5.8	0	456,250	1,639,912	195,250	43,258	92,019	2,432,504	7,350,098	33.1%
	法人	1.3	2.1	2.2	0.1	6.0	1,947,639	0	1,785,125	330,353	38,914	93,455	4,195,487	7,498,396	56.0%
	平均	1.5	2.3	2.2	0.2	5.9	973,819	76,042	1,736,721	285,319	43,258	92,019	3,207,178	7,448,963	43.1%
800万円台平均	個人	1.5	2.0	2.2	0.0	7.2	0	312,083	2,053,015	227,800	90,425	158,245	2,841,569	8,400,915	33.8%
	法人	1.3	2.0	2.2	0.0	5.6	2,148,132	0	1,727,326	271,951	93,012	134,096	4,374,516	8,304,327	52.7%
	平均	1.4	2.4	2.2	0.1	6.0	1,432,088	69,352	1,817,795	259,687	92,293	140,804	3,812,019	8,331,157	45.8%
900万円台平均	個人												0		
	法人	1.6	2.3	2.2	0.0	6.2	2,453,910	250,000	2,002,623	318,863	110,354	170,852	5,306,602	9,426,562	56.3%
	平均	1.6	2.3	2.2	0.0	6.2	2,126,722	16,667	2,002,623	318,863	110,354	170,852	4,746,081	9,426,562	50.3%
1,000万円以上平均	個人												0		
	法人	2.6	3.2	4.0	0.1	9.9	3,146,274	133,333	3,854,597	598,054	104,171	260,422	8,096,851	14,617,909	55.4%
	平均	2.6	3.2	4.0	0.1	9.9	2,642,870	2,667	3,854,597	598,054	104,171	260,422	7,462,781	14,617,909	51.1%

データ：橋本会計調べ

親族歯科医師への承継はあるのか？

　わが子が自分の職業を継いでくれるのは、親としてはうれしいことではありませんか？　ただし、歯科医師が同じ診療所に2名いること、特にその歯科医師が親族であることが、親族承継を難しくしている面もあります。

　橋本会計でも、過去に新規開業の相談をいただいた際、ご両親の歯科医院を承継予定だった歯科医師が、結局は承継以外の道を選ぶということがしばしばありました。

　その理由の多くは、「立地が自分が考えている地域と異なる」「患者層が異なる」「治療スタイルが異なる」などで、ご自身で考えた末の決断だったことが多かったように思います。

　一方、ご両親の歯科医師側は、わが子が自分の診療所を承継することがわかった時点で、診療所

の建て替えや医療機器の入れ替えをして待っていることがありました。

そのこと自体は、ご自身の診療所のリニューアル開業と同様の意味もあって悪いことではありません。ただ、承継後の診療方式をどのようにするかが未定のままで先走ったのでは、善意がもとでしたことでも親族歯科医師にとっては不安や不満の種になる可能性があります。

❖事前に承継者の診療方針の確認を

診療所のリニューアルや、2人診療体制を考えている場合は、承継する親族歯科医師の診療方針や治療スタイルをしっかり確認してください。

そしてご自身の経験をふまえながら、治療上のアドバイスや患者さん対応などを教えてあげてください。

過去には、当初は2人体制をとる予定だったのに、双方の診療方針があまりに違うことが判明し

たため、診療を全面的に親族歯科医師に任せて自分は完全に引退した事例もありました。

　親として協力できることがあればできる限りの協力を惜しまないことはもちろん、承継者の方針を事前にしっかり確認しておくことが、親族歯科医師にとって自己の診療スタイル確立のために大変ありがたいことなのです。

3-4 患者さんに引退をどう伝えるか

「患者さんは先生に付く」といわれますが、患者さんの年齢層は、院長の年齢の前後10歳前後といったところではないでしょうか？

　院長の治療を信頼して、長きにわたり通院していた患者さんも高齢になっています。実はこのことが医院を承継して新しい院長が診療にあたる場合の難しい点にもなります。

患者さんが院長の治療を信頼して通院していることは間違いありません。だからこそ、院長の引退による治療引き継ぎで、患者さん自身と年齢の離れた年下の院長と新たな信頼関係を築いていくことにはちゅうちょする面があることも理解しておきたいところです。

そのような不安を緩和するものが、歯科医師という国家資格があること、出身大学、学位などの経歴、診療所の外観、医療機器の充実といった承継後の外観的なことです。

これらは、院長の治療を受けていない新規の患者さんが歯科医院を選択する基準でもあります。新規開業の場合の開業広告を思い出してください。院長の治療を受けたことがない患者さんが抱いている気持ちと同じです。患者さんの不安に寄り添った情報発信を心がけたいところです。

引退を考えたとき、特に気がかりなのが、通院歴の長い患者さんでしょう。そのような患者さん

がご自身の引退後も不安なく通院できるようにすることこそが、患者さんに感謝して引退することになるのではないでしょうか？

引退することを決意しても、それを公言することはなかなか難しいものです。特に、患者さんへのお知らせは最後になってしまうことが多いと思います。

また、引退の状況により患者さんへのお知らせも違ってきます。次のように考えておくとよいでしょう。

❖引退、廃業の場合

院長が引退して医院を廃業する場合が、患者さんにとっては一番困ることになります。廃業する理由にもよりますが、ある程度の期間をもってお知らせすることが必要でしょう。

近隣に信頼できる歯科医師がいる場合には紹介することも検討してください。

患者さんの「今後の治療はどうすればいいのだろうか」という不安に対処するとともに、引退のお知らせをすることが大切です。

❖ 医院承継の場合

引退して別の歯科医師に医院を承継する場合は、承継する歯科医師が決まった段階が患者さんへのお知らせのタイミングになります。

長年担当してきた院長から、承継する歯科医師を紹介することが重要です。患者さんは信頼する院長から直接、紹介された歯科医師であることで大きな信頼感を持ちます。特に承継者が院長の親族である場合には、さらに大きな信頼と親しみを得ることができるでしょう。

親族以外の承継の場合には、患者さんの信頼を早く得たほうが患者さんの通院継続率が高くなります。引退前の期間、承継する歯科医師と並行診療したり、引退の挨拶状で承継歯科医師の紹介を

したりするなどして、承継歯科医師のことを患者さんに院長から直接お知らせすることをお勧めします。

　並行診療の期間としては、患者さんの再初診が終わるまでの3か月から半年くらいをみてください。

　承継する歯科医師の立場からも、このような紹介を得ることは承継開業の大きなメリットになります。

4章

診療所との別れ方

診療所はどうする

　長年、仕事の場であった診療所を、引退にあたってどのようにすればいいのか、戸惑うものです。

　引退による診療所の処分については、自己所有にせよ賃貸にせよ、税金、法的なものが関係してきますので、引退時にあわてて対応しても思うとおりにいかない点もあります。

　引退についての重要な項目ですので、十分に事前検討をすることをお勧めします。

❖個人所有の場合

　まず、診療所が所有物件だった場合からみてみましょう。個人所有の場合には、後継者などに承継させるために売却、あるいは贈与し、譲渡所得税、あるいは贈与税により課税精算します。

　自己所有のまま承継者に貸す場合は、賃貸収入

による所得税課税として精算します。どちらを選ぶかは、将来の相続の問題、承継時の税金負担などを考慮して、顧問税理士に相談しながら決定してください。

❖医療法人所有の場合

医療法人の場合は、医療法人を解散するか否かによって処理が異なります。解散の場合には、診療所を売却したと同様の処理となります。医療法人を継続する場合には、引退前と変化はありません。

いずれも税金に関係することが意思決定の前提になりますので、引退前の事前検討が重要です。

❖賃貸（テナント）の場合

賃貸の場合は、貸主（オーナー）との賃貸借契約の問題となります。賃貸借契約解除の事前通知期日や、解約後の内装などの原状回復工事の費用

負担、敷金・保証金の返還などの事前確認が必要です。原状回復工事については、複数の業者から見積もりをとってから進めてください。

　また、引退前に賃貸契約の更新がある場合は、上記の事前確認が必要な項目についての検討・修正が必要です。

医療機器の処分

　診療に欠かせないユニット、最近の自由診療における三種の神器とされる歯科用CT、マイクロスコープ、CAD/CAMなどは、これまでも数回の買替購入をしてきたことでしょう。こうした医療機器については、入手時の状況により処分を検討することが必要です。

❖購入機器の処分

購入の場合、処分方法はご自身の自由です。廃棄処分でも譲渡でも任意にできます。よって、処分費用について認識しておけばよいでしょう。

購入した医療機器を後継者などに譲る（売却、贈与）場合には、その時点の適正価格（通常は帳簿価額）によることになります。

そういう意味で、引退前の買替は自己資金による取得が処分時の手続きを容易にします。引退が近い場合はこの点を留意してください。

❖リース機器の場合

リースで取得した場合は、リース期間中の途中解約は解約金が発生します。購入から解約までの総体の負担は購入とほぼ一緒になりますが、可能ならリース期間終了と引退時期は一緒であればベストです。

リースしている医療機器は、リース会社の所有

物ですから勝手に譲渡したり贈与したりすること
はできません。リース途中の医療機器を後継者な
どに引き継ぐ場合は、実務的にはリース会社の承
諾を得て、リース契約を引き継ぐか自己取得して
から引き継ぐことになります。

　また、リース期間満了まで使用して終了する場
合、通常は再リースとして医療機器を使用してい
きます。使用継続せず、リースを終了する場合は、
契約によっては、違約金等が発生する場合があり
ます。引退前の買替時のリース契約については、
この点を確認しておきましょう。

▶資料 診療収入別医療機器の状況

診療収入区分	区分	ユニット台数（台）	口腔外バキューム	レーザー	デジタルレントゲン	CAD/CAM	マイクロスコープ	ＣＴ	スキャナー
200万円以下平均	個人	2.6	63.6%	30.3%	84.8%	3.0%	6.1%	12.1%	3.0%
	法人	3.0	100.0%	66.7%	66.7%	0.0%	33.3%	66.7%	0.0%
	平均	2.4	46.2%	19.2%	65.4%	3.8%	11.5%	23.1%	12.0%
200万円台平均	個人	2.6	63.6%	30.3%	84.8%	3.0%	6.1%	12.1%	3.0%
	法人	3.1	77.8%	44.4%	77.8%	11.1%	11.1%	44.4%	0.0%
	平均	2.6	66.7%	33.3%	83.3%	2.8%	8.3%	16.7%	2.8%
300万円台平均	個人	3.0	75.0%	30.0%	80.0%	5.0%	30.0%	50.0%	15.0%
	法人	3.1	77.8%	44.4%	77.8%	11.1%	11.1%	44.4%	0.0%
	平均	3.0	75.9%	34.5%	79.3%	6.9%	24.1%	48.3%	10.3%
400万円台平均	個人	3.2	53.8%	23.1%	92.3%	0.0%	46.2%	46.2%	7.7%
	法人	3.7	66.7%	33.3%	83.3%	0.0%	33.3%	16.7%	0.0%
	平均	3.3	57.9%	26.3%	89.5%	0.0%	42.1%	36.8%	5.3%
500万円台平均	個人	3.6	83.3%	33.3%	91.7%	16.7%	33.3%	75.0%	25.0%
	法人	3.8	80.0%	20.0%	100.0%	10.0%	70.0%	80.0%	0.0%
	平均	3.7	81.8%	27.3%	95.5%	13.6%	50.0%	77.3%	13.6%
600万円台平均	個人	3.5	75.0%	25.0%	100.0%	37.5%	25.0%	87.5%	25.0%
	法人	3.9	100.0%	28.6%	92.9%	14.3%	50.0%	64.3%	28.6%
	平均	3.7	90.9%	27.3%	95.5%	22.7%	40.9%	72.7%	27.3%
700万円台平均	個人	4.8	100.0%	50.0%	100.0%	25.0%	62.5%	62.5%	62.5%
	法人	4.3	68.8%	43.8%	100.0%	25.0%	50.0%	68.8%	31.3%
	平均	4.4	79.2%	45.8%	100.0%	25.0%	54.2%	66.7%	41.7%
800万円台平均	個人	4.4	80.0%	60.0%	100.0%	60.0%	20.0%	100.0%	80.0%
	法人	4.3	84.6%	30.8%	100.0%	0.0%	46.2%	76.9%	7.7%
	平均	4.3	83.3%	38.9%	100.0%	16.7%	38.9%	83.3%	27.8%
900万円台平均	個人								
	法人	4.1	86.7%	46.7%	100.0%	13.3%	40.0%	73.3%	33.3%
	平均	4.1	86.7%	46.7%	100.0%	13.3%	40.0%	73.3%	40.0%
1,000万円以上平均	個人								
	法人	5.9	88.0%	62.0%	98.0%	16.0%	44.0%	84.0%	36.0%
	平均	5.9	88.0%	62.0%	98.0%	16.0%	44.0%	84.0%	36.0%

注1　診療収入は保険診療と自費診療の月平均金額
注2　ユニット台数は、診療収入別歯科診療所当たりの平均ユニット台数
注3　導入率の％は、診療収入別歯科診療所当たりの医療機器導入有の比率
データ：橋本会計調べ

引退間際の設備投資

　数年後に引退を予定している場合でも、必要となる設備投資はあります。この場合に、設備投資をがまんするか、実行するか、悩ましいところです。

　診療収入を維持するために必要な医療機器については、たとえ引退が近づいていても、設備投資を実行してくださいと私はアドバイスしてきました。

　なぜなら、引退するからといって診療収入を減らしていけば診療に差し障ることにもなりますし、いままでと同様の診療ができなくなり、自身のストレスも高まるからです。

　高い診療収入を維持しながら必要な支出は必要経費と割り切っていかれたらいかがでしょうか？

❖経費的に有利な方法を選択

その代わり、引退時の医療機器処分が容易な方法や、経費的に有利な方法を検討してください。

税制上は、引退時に設備を廃棄した場合には、その年の必要経費として診療収入から控除できます。

また、医療機器を売却した場合には、売却収入から医療機器の帳簿価額を控除したものが売却益として課税の対象となります。帳簿価額による売却であれば売却益は発生しません。売却により支出した金額も売却益から控除することになるので売却益は赤字になり、歯科収入から控除する項目になります。

よって、購入により通常計上できる経費分は処分時に計上できることになります。引退間際の設備投資についての負担感は通常取得の場合とさほど違いがありません。

リースによる取得の場合にも、同様の理由によ

93

り通常リース取得する場合と違いはありません。

　税制面からいっても、診療収入を維持しながら必要な設備投資については実行することをお勧めします。

5章

最後まで節税対策

いままでの節税対策の終わり方

　開業時から実施してきた各種の節税対策は、院長の引退とともに終了するものが出てきます。現役中に実施した節税対策の多くが退職準備目的のものが多いからです。

　小規模企業共済や国民年金基金といった節税対策の実施中は、個人所得税や医療法人の法人税の節税が可能でした。ただし、所得税や法人税の負担が軽減されただけでは節税対策が完結したことにはなりません。なぜなら、これらは課税の先延ばしにすぎず、無策のまま節税対策の終了により発生する収入に課税されてしまうと、トータルでの節税対策の効果が少なくなってしまうからです。

　節税対策の有利な終わり方は、節税対策の終了時の課税を可能な限り少なくする方法を選択する

ことです。

　収入金額への課税の種類は、まったく税金の対象とならない非課税、課税の一部をなくす課税、税率を減額する軽減税率などがあります。

　節税対策終了時の入金を退職金とみなし、退職所得控除を適用するのはその一つです。

❖退職所得控除を利用

　退職金扱いになると、収入金額から支払い期間に応じた金額を控除し、その金額を２分の１したものが課税対象となります。つまり、退職金目的の節税対策は、支払期間を長く設定（早めに実行）して、退職所得控除を多く適用し退職金課税となる受取方をすることが最も有利ということです。

　よって、退職金目的での節税対策を短期間でやめたり、退職金以外の受取方法を選んだりすると、節税効果が減ってしまいます。節税効果を得るには、加入から終了までの期間を長くとる必要があ

りますので、加入時だけでなく終了時についても
よく検討してください。

　開業期間中の節税対策は、決算申告により実現
されるものですので、加入時と終了時の課税の確
認が重要です。

　加入時は、節税対策の適用要件が重要です。青
色申告が要件になっていたり、個人・法人が要件
になっていたりします。

　終了時は、一時金受取、年金受取により課税の
方法が異なるので、受取時以降の課税の状況によ
りどちらが有利かの検討が必要です。年間の年金
受取額の総計が公的年金控除の範囲内であれば、
年金受取が実質非課税となります。年金受取額を
調整するとよいでしょう。

▷資料 開業中の節税対策事例

節税対策 種類	対象 事業者	実施中の 節税効果	終了時の影響
概算経費特例	個人・ 法人	・保険収入について概算経費を適用し、実額経費以上の場合は超過分（措置法差額）を必要経費とする ・法人の場合、役員給与を含む実額経費が大きいため適用法人は少ない	最終年度は精算費用が多額に発生する可能性が高いので、実額経費の集計が必須
医療機器の 特別償却	個人・ 法人	医療機器の償却費が早期に計上されることでの利益圧縮効果	最終年の廃棄損が少なくなる
少額資産の 特例	個人・ 法人	購入時の利益圧縮効果	最終年の廃棄損が少なくなる
小規模企業 共済	個人	支払額が全額所得控除	受取額は退職所得課税
確定拠出年金	個人	支払額が全額所得控除	年金受取か一時金受取
歯科医師 国民年金基金	個人	支払額が全額所得控除	年金受取か一時金受取
倒産防止共済	個人	支払額が全額必要経費（限度有）	受取額が雑収入課税
役員生命保険 プラン	法人	支払額の一部が損金処理	解約返戻金から積立額を控除した金額が雑収入
企業年金 プラン	法人	掛金額の源泉所得税を軽減	受取額は退職所得課税

医療法人役員の退職時の節税対策

　医療法人の退職金目的の節税対策としては、医療法人で経費性のある生命保険加入と、その生命保険の解約金を原資とした退職金支給が一般的です。

　また、医療法人役員個人として加入する確定拠出年金も長期的に対応することにより退職金準備として有効です。

　医療法人役員の退職時の節税は、支給される退職金についての課税を少なくすることです。

　課税を少なくするためには、税額を計算する際に退職所得を軽減する「退職所得控除」を多くすることです。医療法人の役員（理事長、理事など）が退職所得控除の適用を受けるには、医療法人を退職することが必要です。退職の事実がキーポイントなのです。

医療法人から理事長、理事としての役員を辞任して、医療法人の社員（医療法人の構成員）からも脱退すれば、退職の事実として明確となります。

次に、退職金額が適正かという検討が必要となります。これは税法上の要請で、支給退職金が過大である場合には、その過大分については、医療法人の経費としては認めないというものです。

医療法人での経費性が認められないと、支給した退職金の一部に法人税が課税されるので節税対策として完結したことになりません。

そこで、過大な退職金とならないように事前に検討しておくことが必要です。具体的には、役員退職金規程の作成、支給金額について税法基準を参考にする、退職事実を経済的にも明確化することなどです。

退職事実の明確化には、退職後の報酬を０、または現役時代の半分以下とすることが実務上の慣行です。

役員退職金規程作成上の留意点

❖役員退職金規程は、各医療法人固有のもの

　役員退職金規程は、各医療法人が独自に規定しているものですので、それぞれの状況により独自に作成してかまいません。104ページで紹介する役員退職金規程は標準的なサンプルです。

❖役員退職金規程で定めた退職金でも　税法上適法とは限らない

　各医療法人が独自に規定したものにより計算した退職金であっても、法人税の規定上、過大役員退職金として課税される場合があります。

　このような過大役員退職金の課税については、役員退職金規程の有無だけではなく、役員退職の実態、過去に退職した役員への役員退職金の状況などを勘案して判断されます。

❖適用日を明確にしておくこと

役員の退職の事実が生じてから作成した役員退職金規程では、問題になります。いつの時点から適用するのかを明確にするために適用日を記入してください。

作成時期の理事会の議事録に役員退職金規程の検討過程を残しておくことも、適用日を明確にすることになります。

▶資料 役員退職金規程サンプル

医療法人社団○○会役員退職慰労金規程

第1条（総則）

本規程は、退任した理事または監事（以下役員という）の退職慰労金について定める。

第2条（退職慰労金額の決定）

退任した役員に支給すべき退職慰労金は、次の各号のうち、いずれかの額の範囲内とする。

①規程に基づき、理事会が決定し、社員総会において承認された額。

②規程に基づき計算すべき旨の社員総会の決議に従い、理事会が決定した額。

第3条（退職慰労金の額の算出）

役員の退職慰労金の額は、次の算式によって得たものとする。

①退職慰労金＝退任時の報酬月額×役員在任年数×最終役位係数

②各役位別の役位係数は次の通りとする。

役位	役位係数
理事長	3.0
常務理事	2.4
理事	1.8
監事	1.0

ただし、役位に変更のある場合には、役員在任中の最高役位をもって最終役位とする。

また、役位の変更によって報酬月額に減額が生じた場合も、最終報酬月額は役員在任中の最高報酬月額とする。

第4条（役員報酬）

役員報酬とは、各目の如何を問わず、毎月定まって支給されるものの総額をいう。

第5条（役員在任年数）

役員在任年数は、1カ年を単位とし、端数は月割とする。ただし、1カ月未満は1カ月に切り上げる。

第6条（在任期間の特例）

役員がその任期中に死亡し、またはやむを得ぬ事由により退任したときは、任期中の残存期間を在任月数に加算して計算することができる。

第7条（非常勤期間）

役員の非常勤期間について、原則として、退職慰労金算

出の際の役員在任年数から除く。ただし、特別の場合は理事会で別にきめることができる。

第8条（功労加算金）

理事会は、特に功績が顕著と認められる役員に対しては、第3条により算出した金額に、その50%を超えない範囲で加算することができる。

なお、監事が功労加算金の対象となる場合は、監事の同意を要する。

第9条（死亡退職金）

役員が在任中に死亡した際に支給する死亡退職金については、遺族へ支給する。

第10条（弔慰金）

役員が在任中に死亡したときは、次の金額を弔慰金として支給する。弔慰金のうちには葬祭料・花輪代は含まない。

業務上の死亡の場合……退任時の報酬月額×36（3カ年分）

その他の死亡の場合……退任時の報酬月額×6（6カ月分）

第11条（特別減額）

理事会は、退任役員のうち、在任中特に重大な損害を会社に与えた者に対し、第3条により算出した金額を減額することができる。

第12条（支給時期および方法）

退職慰労金の支給時期は、社員総会直後の理事会での決定後2カ月以内とするが、社員総会前であっても本規程に従い、理事会で決議された場合は、決定後2カ月以内とする。ただし、経済界の景況、会社の業績等により当該役員またはその遺族と協議の上、支給の時期、回数、方法について別に定めることがある。

第13条（法人加入の事業保険との関連）

退職慰労金と関連のある法人加入の生命保険及び損害保険契約の受取保険金（中途解約返戻金も同じ）は、全額法人に帰属する。

第14条（規程の改正）

この規程は、理事会の決議及び監事の協議を経て随時改正することができる。ただし、社員総会において決議を得た特定の退任役員に対して支給する退職慰労金は、その決議当時の規程による。

＜付則＞

本規程は、2000年　月　日より実施する

個人事業の引退時の節税対策

　個人事業の退職金目的の節税対策としては、小規模企業共済、確定拠出年金、歯科医師年金基金、倒産防止共済（雑収入扱い）があります。これらの掛金は、所得控除の対象となります。

　個人の場合には、退職金目的の節税対策の終了が個人事業の廃止による場合が多いので、税務署や保健所への廃業届の提出により、退職金として支給されることになります。

　廃業による受取方法が、一時金受取（退職所得）、分割受取（年金所得）の選択がある場合には、一時金受取を基本とし、退職後の収入の状況によっては分割受取を組み合わせます。

　退職金（退職所得）としての支給のメリットは、退職所得控除があり2分の1課税となることです。

退職所得（分離課税）＝
（退職金－退職所得控除）× 2 分の 1

加入年数	退職所得控除
20 年以下	40 万円×年数　最低 80 万円
20 年超	800 万円＋70 万円×（支払年数-20 年）

　退職所得控除の大小は、退職金の支給元となった節税対策の加入期間により決まります。よって、退職所得控除の適用を大きくするには、開業後早めに加入して、支払い期間を長くとることが必要です。退職所得受取の節税対策が複数ある場合には、退職所得控除期間の制限を受けないように、受取時期の検討をすることが必要です。

　退職金の受取が複数となる可能性があるのは、小規模企業共済と確定拠出年金の併用加入がある場合です。この場合には、退職金として受け取る順番により退職所得控除算定期間の制限を受けることになります。退職所得控除算定期間の制限を

受けないようにするためには、まず確定拠出年金を60歳時（受取最低年齢）に受け取り、その時点から5年以上後に退職して小規模企業共済を退職金として受け取ることです。

5-5 退職所得となる収入の種類

　退職所得課税の対象となるものは、通常の退職金に対するもののほか、年金受取か一時金受取かという選択肢から一時金受取を選んだ場合もあてはまります。

　それらのほとんどが、支払側からの支払調書により退職所得にかかわる税金の計算がなされてくるので、支払を受ける側は、退職所得課税の計算要素である加入時期と退職時期の確認をしっかりとしておくことが重要です。

法令	具体例
国民年金法、厚生年金法	国民年金、厚生年金の一時金
国民年金法	歯科医師国民年金基金の一時金
確定給付企業年金法	はぐくみ企業年金の一時金
中小企業退職金共済法	中小企業退職金共済の退職金
小規模企業共済法	小規模企業共済からの一定の共済金、解約手当金
確定拠出年金法	確定拠出年金の一時金
所得税法	退職により事業者から支払われる退職手当等

引退後の相続対策の考え方

　引退（事業廃止）前から、相続税対策を検討している方も多いことでしょう。引退前と引退後の相続についての変化は、相続対象となる財産等が事業関連のものから個人関連のものになることです。具体的には、節税対策として支払っていたものが退職金等として金融資産（現金預金）に転換

し、事業固定資産（診療所の土地、建物）が家事固定資産に転換、さらに引退時にはマイナスの相続財産となっていた借入金が返済などによりなくなることです。

よって、引退後は金融資産という相続税上の評価として減額のない財産が増え、さらに引退前は事業資産として減額を受けていた土地・建物が家事用となることで評価が上がります。また、借入金の返済も全体の相続課税額を押し上げることになります。結果として、相続税の課税対象となる金額は増加する傾向にあります。

このような場合には、引退前に検討した相続税対策の見直しが必要です。

第一に、現金預金等の金融資産については、引退後の必要資金を考慮して、相続時に減額のある生命保険金等への転換や、配偶者、子、孫といった親族への贈与を検討します。配偶者については、自宅の贈与も検討してください。

第二に、所有不動産を居住用か貸付用に転換して、相続税上の減額を受けるように準備します。不動産の相続時の土地評価は、更地の場合は評価減がなく、貸している土地の場合は約2割の評価減、小規模の土地の場合は事業使用、貸付、居住用不動産については別途評価減があります。よって、引退後に土地の評価を下げるためには、貸付か居住用にしておくことが有利です。

　第三に、相続の方針についてご自身の考えを遺言書などにまとめておくことです。

引退後の相続対策例

1．金融資産を非課税資産（相続税対象外資産）に転換

　現金等の金融資産を非課税資産に転換、相続人などに贈与することにより、自己の相続対象外資

産に転換していきます。

相続対策	内容	相続税節税内容
死亡保険金の非課税枠の活用	一時払い終身生命保険への加入	法定相続人数×500万円が非課税
非課税枠贈与	年間110万円までの贈与は非課税	・税制改正により2024年1月1日より亡くなる7年前以内の贈与が相続財産に加算となる ・税制改正の対象外となる相続人以外（孫、嫁等）を中止とする
配偶者への居住用不動産贈与	居住用住宅、住宅購入資金を贈与	・2,000万円までの贈与を非課税 ・夫婦間の相続財産のバランスを考慮
教育資金贈与	子・孫への教育資金を贈与	・1,500万円までが非課税 ・対象は30歳未満・所得1,000万円以下の子・孫が対象 ・2026年3月末が期限
結婚・子育て資金贈与	子・孫への挙式・披露宴・出産・不妊治療等への資金贈与	・1,000万円（結婚資金は300万円）が非課税 ・対象は18歳以上50歳未満・所得1,000万円未満の子・孫 ・2025年3月末が期限
住宅資金贈与	住宅資金の資金贈与	・1,000万円までが非課税 ・18歳以上・所得2,000万円以下の子・孫が対象 ・2026年12月末までが期限

2．所有不動産の評価方法の見直し

　相続税における土地の評価は、土地の利用方法により異なります。また、小規模な土地については、利用方法により評価減額の特例があります。所有の土地について利用方法を変更することで、特例の評価減の適用となる場合があります。

　宅地を相続する者により特例の適用有無が決まりますので、特例を適用するための相続対象者の準備も重要です。

◎宅地を相続する場合の評価減額の特例

相続対策	内容
小規模宅地等の特例 （居住用）	・330㎡までの土地の評価を 80％減額 ・配偶者、同居する親族等が相続の場合
小規模宅地等の特例 （事業用）	・400㎡までの土地の評価を 80％減額 ・事業を引き継ぐ親族が相続の場合
小規模宅地等の特例 （貸付用）	・200㎡までの土地の評価を 50％減額

Column
土地価格の評価基準となる路線価とは？

　路線価という言葉をご存じですか？　これは、国税庁から公表されている相続税や贈与税の土地の評価の基準となる価額のことです。

　毎年7月1日に、市街地の道路ごとに1月1日現在の1㎡当たりの価額が公表されます。

　路線価が公表されると、日本一路線価が高い地域が話題になりますが、路線価は相続税等の課税の基準となるもので、実際の取引価格とは必ずしも一致しません。

　路線価は、実勢価格（公示価格、基準地価）の約8割を目安に設定されています。

　バブルの全盛時には、実勢価格の急騰により、年度によっては路線価が実勢価格の2割程度になることもありました。

　1億円で購入した不動産が2,000万円の相続評価になるということですから、相続対策でお困り

の資産家を中心に、金融資産（現金預金）で不動産を購入することにより相続資産を８割減額するといった、路線価を活用した相続税対策が注目をあびたこともありました。

　ご自身の土地等についての相続税評価額を調べる場合には、国税庁のサイトから該当の地域を探して路線価を確認することになります。

　その路線価に土地面積を乗ずることにより更地としての相続評価額が算定できます。

　実際の相続税申告にあたっては更地評価を土地の形状による減額や、利用方法による減額等を施して相続税の課税価格を算定します。

　ご自宅や診療所の土地について評価を算定されてみてはいかがでしょうか？

おわりに

私の「明日、院長やめます」

1996年、前職の会計事務所を退職し、契約先ゼロの状態から橋本会計（現　税理士法人橋本会計）を創業しました。以来、25年にわたり歯科医院の会計専門の会計事務所を運営してまいりました。

いつかは引退するだろうと漠然と考えていましたが、まずは事務所の経営を安定させることに注力していましたし、自分自身の処遇は最後の最後ということで、あっという間に25年近くが経っていました。

しかし、いつしかお客様数、スタッフも増え、経営者としての責任の重さを意識するようになる

と、現状を維持したまま、いったいいつまでこの仕事を継続していけるか、悩むようになりました。自身の年齢、健康状態、仕事のスキルの維持などを冷静に判断すると、オーナー経営者だからといって永遠に経営者に留まることはできない……。そう気付いたことが引退を決意した最も大きな理由です。

では、自分が立ち上げた会計事務所を継続させるために、誰にこの思い、この事務所を託すのか。そう考えたとき、後継者としてスタッフの中で最も適任だと思われたのが、業務の責任者をしていた小林智則税理士でした。

まずは小林税理士を後継者として指名して、事務所内での認知を得るようにしました。ただ、私自身の具体的な引退時期を告げたのは引退の2年前になってからです。この段階になってから、お

客様、関係先に事務所の実質運営が小林税理士に移ったことをお知らせしました。その後の２年間は、事務所運営のほとんどを小林税理士にお願いして、自分自身は引き継ぎ業務が主な仕事になりました。

この時点で外部の皆様方の反応は、さして大きなものはありませんでした。私自身としては、少し寂しい気持ちもありましたが、皆様が「歯科会計」を継続する組織として事務所を認めていただいたのだと思うとともに、自分の年齢が63歳と、一般社会での定年年齢になっていたので、常識的な決断であったのだと確認しました。

また、第一線から退いても、皆様方は事務所の経営には何らかの関与があるだろうと考えていらしたのかもしれません。

やめる１年前までは、引退後も税理士法人に籍

を置いて、会長、顧問などとしてしばらく残ろうとも考えました。しかし、それでは承継者への引き継ぎ期間が長くなるだけだと考え、引退後の処遇については税理士法人の代表社員を辞任し、社外役員（相談役）となることとしました。

このことにより、税理士法人の一切の経営を後継者に託すとともに、税理士法人から退職金の支給を受け、税理士法人の持分（株式のようなもの）を承継者に譲渡しました。同時に、税理士法人の借入等の個人保証についてもその段階で後継者に引き継ぎました。

税理士法人への経営の関与がなくなったことにより、名実ともに退職となりました。

また、住居についても故郷の盛岡に移住することに決めたことで、引退するのだなという気持ちがより強くなりました。

引退して約2年が経過しました。引退後の生活にも引退前の生活が影響してくるだろうと考えていましたが、社外役員となったことと、盛岡に移住したことにより引退前の生活とは切り離された感があります。

　相談役としての立場で、承継者から相談ごともありますが、現役の経営者の立場とは違い、外部から物事をみている感覚で接しています。少し無責任な気もしますが、今後の税理士法人の経営を継続するためには、承継者にすべてを任せたほうがいいだろうとの合理的な割りきり（？）で対処しています。

「明日、院長やめます」とはいきませんでしたが、これが私の引退前から現在までの状況です。

　事業を託すということは、引き継ぐ側にとっては、自分自身の事業を開始するという意味もある

でしょう。ご自身の事業をそのまま引き継いでほしいのなら、ご自身で継続することが一番ではないでしょうか？

私は、「歯科会計」という事業をもっと幅広く広めて歯科医師の先生方のお役に立ちたいとの思いから会計事務所運営をしてきました。私なりのやり方で進めてきましたが、今後は承継者のやり方で「歯科会計」を継続してくれればと願っています。そのような気持ちになったことで事業承継を決断しました。

おかげ様で税理士法人橋本会計は引退前と変わらず、順調に継続しているようです。承継者を含めスタッフ、外部ブレーン、お客様には改めて、感謝申し上げるしだいです。

公認会計士・税理士

橋本　守

＜著者略歴＞

橋本 守 （はしもとまもる）

税理士法人橋本会計 相談役
公認会計士・税理士

1957 年	岩手県盛岡市生まれ
1976 年	岩手県立盛岡第一高等学校卒業
1980 年	明治大学商学部商学科卒業
同　年	公認会計士第二次試験合格
	監査法人、公認会計士事務所などで勤務
1996 年	橋本会計設立開業
2022 年	橋本会計を引退、相談役

開業時より歯科医院の開業から事業承継業務に特化した会計事務所として活動。開業支援歯科診療所は 400 診療所、現在 280 診療所の歯科医院の税務・会計顧問として業務を行った。

【主な著書】
・安心開業ハンドブック（デンタルダイヤモンド社）
・安心して診療できる 歯科医院仕組みづくりの本（デンタルダイヤモンド社）
・安心承継ハンドブック（デンタルダイヤモンド社）
・歯科医院開業を成功させる 50 のＱ＆Ａ（デンタルダイヤモンド社）

歯科「閉院」作法

明日、院長やめます。

発行日	2024年10月1日　第1版第1刷
著　者	橋本 守
発行人	濵野 優
発行所	株式会社デンタルダイヤモンド社
	〒113-0033 東京都文京区本郷 2-27-17 ICN ビル3階
	電話 = 03-6801-5810㈹
	https://www.dental-diamond.co.jp/
	振替口座 = 00160-3-10768
制　作	株式会社バズカットディレクション
印刷所	株式会社ブックグラフィカ

ⓒ Mamoru HASHIMOTO, 2024

落丁、乱丁本はお取り替えいたします

●本書の複製権・翻訳権・上映権・譲渡権・公衆送信権（送信可能化権を含む）は㈱デンタルダイヤモンド社が保有します。

● JCOPY 《㈳出版者著作権管理機構 委託出版物》
本書の無断複写は著作権法上での例外を除き禁じられています。複写される場合は、そのつど事前に㈳出版者著作権管理機構（TEL：03-5244-5088、FAX：03-5244-5089、e-mail：info@jcopy.or.jp）の許諾を得てください。